BEI GRIN MACHT SICH IHR
WISSEN BEZAHLT

AF167990

- Wir veröffentlichen Ihre Hausarbeit,
  Bachelor- und Masterarbeit

- Ihr eigenes eBook und Buch -
  weltweit in allen wichtigen Shops

- Verdienen Sie an jedem Verkauf

Jetzt bei www.GRIN.com hochladen
und kostenlos publizieren

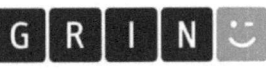

Bibliografische Information der Deutschen Nationalbibliothek:

Die Deutsche Bibliothek verzeichnet diese Publikation in der Deutschen National-
bibliografie; detaillierte bibliografische Daten sind im Internet über http://dnb.d-
nb.de/ abrufbar.

Impressum:

Copyright © 2018 GRIN Verlag
Druck und Bindung: Books on Demand GmbH, Norderstedt Germany
ISBN: 9783346238368

Dieses Buch bei GRIN:

https://www.grin.com/document/903608

Verena Fendl

Die Führungsdimension Change Leadership in Sportmannschaften. Wahrnehmung der Führung aus Sicht des Trainers

GRIN Verlag

GRIN - Your knowledge has value

Der GRIN Verlag publiziert seit 1998 wissenschaftliche Arbeiten von Studenten, Hochschullehrern und anderen Akademikern als eBook und gedrucktes Buch. Die Verlagswebsite www.grin.com ist die ideale Plattform zur Veröffentlichung von Hausarbeiten, Abschlussarbeiten, wissenschaftlichen Aufsätzen, Dissertationen und Fachbüchern.

Besuchen Sie uns im Internet:

http://www.grin.com/

http://www.facebook.com/grincom

http://www.twitter.com/grin_com

Thesis
zur Erlangung des Bachelorgrades
an der Technischen Universität
München

Die Wertigkeit der Führungsdimension *Change Leadership* für Sportmannschaften: Wahrnehmung der veränderungsbezogenen Führung aus Sicht der Trainer

The significance of the leadership dimension *change leadership* for sport teams: The Perception of change-oriented leadership from the trainers' point of view

Verena Fendl
München, den 30.10.2018

Abstract

Im Sport spielt Führung eine entscheidende Rolle für den Erfolg eines Teams. Die in dieser Arbeit herangezogenen Führungsverhaltensweisen entsprechen dem vierdimensionalen, organisationspsychologischen Modell von Yukl (2012). Bei den Dimensionen handelt es sich um Aufgaben-, Mitarbeiter- und Außenorientierung, sowie als vierte Dimension die veränderungsbezogene Orientierung. Ziel dieser Arbeit ist es, die wahrgenommene veränderungsbezogene Führung (Change Leadership) als vierte Dimension im Kontext des Sports zu untersuchen. Es soll gezeigt werden, welche externen Einflussfaktoren das Vorhandensein von wahrgenommener veränderungsbezogener Führung aus Sicht der Trainer/innen begünstigen, und welchen Einfluss die perzipierte veränderungsbezogene Führung auf die wahrgenommene Führungsqualität ausübt. Die wahrgenommene veränderungsbezogene Verhaltensweise selbst bestätigt sich als einflussreicher Faktor, der die Qualität der wahrgenommenen Führung eindeutig steigert. Der Auswahl der Spieler und Spielerinnen hinsichtlich ihres Change-Potentials kommt daher im Rahmen der Mannschaftsführung eine wichtige Bedeutung zu. Folgerichtig sollte der Komponente einer veränderungsbezogenen Führung ein berechtigter Platz in Führungsmodellen nicht nur innerhalb des betriebswirtschaftlichen Organisationskontexts, sondern auch im Bereich des Sports eingeräumt werden.

Dieses Ergebnis warf die Frage auf, ob Rahmenbedingungen die wahrgenommene veränderungsbezogene Führung aus Sicht der Trainer/innen nachweislich beeinflussen. Dies ist nicht der Fall. Denn weder das Geschlecht, noch die Höhe der Liga eines Teams, noch unterschiedliche Mannschaftssportarten begünstigen die perzipierte veränderungsbezogene Führung nachweislich. Da die veränderungsbezogene Führung somit als von anderen Faktoren unabhängige Einflussgröße nachgewiesen werden kann, trägt die vorliegende Arbeit dazu bei, weiterführende Forschung in diesem Bereich anzuregen.

Inhalt

Abbildungsverzeichnis

Tabellenverzeichnis

1. Einleitung

1.1. Ausgangssituation

Im Sport spielt Führung eine entscheidende Rolle für den Erfolg eines Teams.[1] Sie ist ein entscheidender Faktor hinsichtlich der Teamdynamik, der grundsätzlichen Zufriedenheit der Teammitglieder, des Gruppenzusammenhalts sowie einer erfolgreichen Kommunikation. Daher trägt das Potential, welches eine gute Führung mit sich bringt, insgesamt zur Leistung als oberstes Ziel eines Sportteams und damit zur Chance auf Teamerfolg bei (Weinberg & McDermott, 2002; Loughead, Hardy & Eys, 2006a).

Angesichts dieser wissenschaftlichen Erkenntnis und den ständigen Leistungssteigerungen in sportlichen Bereichen, gewinnt gute Führung zunehmend an Relevanz. Wenig überraschend wurde im Rahmen wissenschaftlicher Studien versucht, Führungskonzepte des betriebswirtschaftlichen Kontexts auf jenen des Sports zu übertragen, um sportliche Leistungssteigerungen zu erzielen. Die Frage, inwiefern und wodurch eine gute Führung im Sport grundgelegt wird, wurde jedoch weitgehend vernachlässigt, und insbesondere der Teilbereich der veränderungsbezogenen Führung scheint bis heute in der Wissenschaft kaum aufgegriffen worden zu sein. Zwar wurde veränderungsbezogene Führung als Teilaspekt von allgemeiner Führung postuliert, deren Einfluss auf gute Führung aber empirisch nicht abgeklärt. So konnten Vereine des Spitzensports mangels valider Daten bis dato kaum Verbesserungen in der veränderungsbezogenen Führung vornehmen.

Im Rahmen der vorliegenden Arbeit und als Teil des Evaluationsprojekts „Spielerführung in Sportmannschaften" der Technischen Universität München, der Ludwigs-Maximilians-Universität München und der University of Windsor (Canada) soll zum ersten Mal empirisch abgeklärt werden, welchen Einfluss perzipierte veränderungsbezogene Führung auf die wahrgenommene Führungsqualität ausübt, und welche externen Einflussfaktoren das Vorhandensein von wahrgenommener veränderungsbezogener Führung begünstigen. Die vorliegende Arbeit soll einen Beitrag leisten, die veränderungsbezogene Führung zu verbessern und eine weiterführende Forschung in diesem Bereich anzuregen.

---

[1] Dass Führung ein elementarer Aspekt sportlicher Leistung darstellt, wird bspw. in den Arbeiten von Cotterill und Fransen (2016), Eys, Loughead und Hardy (2006 b) sowie bei Weinberg und McDermott (2002) dargelegt.

1.2. Forschungsfragen

Auf Grund der erörterten Problemstellung lassen sich nun zwei zu untersuchende Frage-stellungen präzisieren und die dazugehörigen Hypothesen ableiten:

Forschungsleitende Frage 1: Hat die aus der Sicht der Trainer/innen durchschnittlich wahr-genommene veränderungsbezogene Führung Einfluss auf die durchschnittlich perzipierte Führungsqualität?

Hypothesen:

- *$H1_1$: Die durchschnittlich wahrgenommene veränderungsbezogene Führungskom-petenz eines Teams steigert die durchschnittliche perzipierte Führungskompetenz desselben.*

Explorative Forschungsfrage 2: Begünstigen aus Sicht der Trainer/innen bestimmte Um-stände das Vorhandensein von durchschnittlich wahrgenommener veränderungsbezogener Führung?

Hypothesen:

- *$H2_1$: Es besteht ein signifikanter Unterschied zwischen beiden Geschlechtern hin-sichtlich der durchschnittlich wahrgenommenen veränderungsbezogenen Führungs-kompetenz.*

- *$H3_1$: Es besteht ein Zusammenhang zwischen der durchschnittlich wahrgenomme-nen veränderungsbezogenen Führungskompetenz eines Teams und Höhe der Liga.*

- *$H4_1$: Es besteht ein signifikanter Unterschied zwischen Sportarten hinsichtlich der durchschnittlich wahrgenommenen veränderungsbezogenen Führungskompetenz.*

2. Sportliche Führung in der Literatur

2.1. Der Erfolg eines Sportteams ist abhängig von der Qualität der Führung

Die wissenschaftliche Untersuchung darüber, welche Arten von Führung existieren und wel-che Faktoren eine erfolgreiche Führung im Sport ausmachen, erfolgte in der Vergangenheit meist anhand eines Vergleichs mit wirtschaftlichen Organisationen; das heißt, die erfolgs-entscheidenden Faktoren wurden aus dem Kontext der Geschäftswelt, in der Führung seit jeher eine große Bedeutung zukommt, abgeleitet. Dahinter verbirgt sich die Annahme, dass Führungsprozesse in unterschiedlichen Bereichen ähnlich ablaufen, zum anderen, dass ihr Erfolg und ihre Effektivität auf den gleichen Faktoren basieren (Weinberg & McDermott, 2002). Weiterhin konzentrierte man sich im Rahmen der Führungsforschung auf die Rollen des Coaches bzw. Managers. Wie im weiteren Verlauf dieser Arbeit gezeigt wird, machen diese Rollen aber immer nur einen Teilaspekt der Führung aus.

2.2. Shared Leadership in der Geschichte der Führungsforschung

Die Konzeptionalisierung des Phänomens *Führung* hat im Laufe der Geschichte eine grundlegende Änderung erfahren: Viele Jahrzehnte lang wurde Führung als Phänomen verstanden, bei dem die Führung durch eine einzelne Person realisiert wird; die Beziehung zwischen dem Inhaber der Führungsposition und den Geführten bestand in einer vertikalen und von oben nach unten reichenden Beziehungsstruktur. Demzufolge richtete sich die Aufmerksamkeit der Führungsforschung einzig auf die Handlungen, Verhaltens- und Denkweisen dieser einzelnen Führungsperson (Pearce & Conger, 2003). Diese Auffassung von Führung ist innerhalb der letzten Jahre einem speziellen Modell gewichen, bei dem Führung grundsätzlich als unter mehreren Personen aufgeteilte und von einer vertikalen Hierarchieebene losgelöste Führung verstanden wird. In ihrem Sammelband zur Shared Leadership definieren Pearce & Conger diese als "a dynamic, interactive influence process among individuals in groups for which the objective is to lead one another to the achievement of group or organizational goals or both" (2003, p. 1).[2] Zentrale Charakteristika von *Shared Leadership* sind also die Auffassung von Führung als kollektivistischen und dynamischen Prozess; als eine Aktivität, die von unterschiedlichen Mitgliedern einer Gruppe ausgeführt wird; schließlich: Der Einflussprozess involviert und ergänzt geradlinige Top-down-Strukturen von Führungsperson zu Geführten einerseits durch Bottom-up-Strukturen, anderseits durch laterale Einflussprozesse auf Gruppenebene. Führung wird demnach entsprechend den Anforderungen der jeweiligen Situation ausgestaltet und verändert.

2.3. Zur Bedeutung der Athlete Leadership

Athlete Leadership oder, in das Deutsche übersetzt, *Spielerführertum*, ist eine Form der Shared Leadership auf den Bereich des Sports bezogen. Die Entwicklung des Konzepts der *Athlete Leadership* ist, analog zu den bisherigen Ausführungen, von Theorien und Messinstrumenten der beratenden Literatur sowohl des Wirtschafts- als auch des Sportbereichs abgeleitet. *Athlete Leadership* meint, dass sich die Übernahme von Führung innerhalb eines

---

[2] Entsprechend des Vorkommens des Phänomens *Führung* in verschiedenen Kontexten (Wirtschaft, Sport, Familie, etc.) kristallisierten sich im Laufe der Führungsforschung zahlreiche Definitionen von *Führung* heraus, welche aber oftmals bezüglich des Prozesscharakters, der hierarchischen Struktur oder der Aufteilung der Führung unter den Gruppenmitgliedern unbestimmt blieben. Die Argumentation dieser Arbeit stützt sich demnach auf die Definition von Pearce und Konger (2003).

Teams auf mehrere Individuen verteilt: Neben dem Teamcoach und dem (gewählten) Mannschaftskapitän, welche die sog. formalen Führungspositionen innehaben, wird die Führung des Teams darüber hinaus auch durch einzelne Teammitglieder im Rahmen einer ebenfalls formellen oder auch informellen Führungsposition wahrgenommen. Die zusätzliche Übernahme von Teilen der Führungsverantwortung durch Teammitglieder entspricht einer kollektivistischen Auffassung von Führung; diese wird seit der Einführung des Konzepts des Spielerführertums durch Loughead und Hardy (2005) vor dem Hintergrund eben dieses Konzepts untersucht. Loughead et. al. (2006 a, p. 144) verstehen unter *Athlete Leadership* "an athlete, occupying a formal or informal role within a team, who influences a group of team members to achieve a common goal." Die Definition verdeutlicht, dass es beim Spielerführertum durch die Besetzung formeller oder informeller Führungspositionen durch Athleten/innen immer um die Beeinflussung anderer Teammitglieder geht, um eines oder mehrere gemeinsame Ziele zu erreichen. Der Sinn von Teams verschiebt sich demnach auf die Konzentration kollektivistischer Arbeitsergebnisse, und wie der Begriff der *kollektivistischen Führung* bereits impliziert, müssen Teammitglieder einerseits die Aufgabe meistern, über ihre individuellen Rollen sowie ihre individuellen Verantwortungen und Leistungen hinauszudenken. Andererseits müssen sie auch die grundsätzliche Bereitschaft dazu haben, anderen Mitgliedern einen Teil der Führungsverantwortung zu überlassen (Katzenbach & Smith, 2003). Im folgenden Abschnitt der Arbeit sollen bisherige Forschungsergebnisse zum Spielerführertum zusammengefasst sowie die Bedeutung der Athlete Leadership für ein Team aufgezeigt werden.

2.4. Bisherige Forschungsergebnisse zum Spielerführertum

Führung hatte im Laufe der vergangenen 50 Jahre Sportgeschichte aus Sicht der Spieler, der Coaches, der Medien, Zuschauer und Sportmanager stets einen hohen Stellenwert eingenommen. Ein wachsendes Interesse an Untersuchungen zur Athlete Leadership ist dennoch erst innerhalb des letzten Jahrzehnts zu verzeichnen, was sich in einem verstärkten Erscheinen sowohl qualitativer als auch quantitativer Studien zum Thema widerspiegelt. Obwohl die Forschung zum Spielerführertum noch längst nicht abgeschlossen ist, gilt die hohe Bedeutung, die dem Spielerführertum hinsichtlich der Teamsleistungen zukommt, als gesichertes Ergebnis bisheriger Forschung. Neben dem Coach, dem man aufgrund seiner Entscheidungshoheit hinsichtlich vielfältiger Aufgabenbereiche des Teams seit jeher

Beachtung beigemessen hatte, erkannte man in den Spielern/innen selbst eine bedeutende Quelle erfolgreicher Führung (Loughead, 2017).

In Gänze betrachtet, wird die Forschung zur Athlete Leadership in drei Stränge unterteilt, nämlich die Charakteristika von Spielerführern/innen als einen Strang, als zweiten die Anzahl von Spielerführern/innen innerhalb eines Teams, und schließlich den Zusammenhang zwischen Führungsverhalten und Phänomenen auf Konstruktebene, wie Zufriedenheit, intrinsische Motivation oder die Identifikation der Spieler/innen mit ihrem Team (Loughead, Fransen, Puyenbroeck, Hoffmann, De Cuyper, Vanbeselaere, & Boen, 2016).

Was die Eigenschaften von Spielerführern/innen angeht, zeigten bisherige Studien, dass es sich bei Spielerführern/innen meist um leistungsstarke Athleten/innen handelt, die ihren Teamkollegen/innen oftmals als Vorbild dienen. Auf dem Spielfeld nehmen Spielerführer/innen in der Regel zentrale Positionen ein. Ihre Zugehörigkeit zur Mannschaft besteht seit längerer Zeit als diejenige von Nicht-Spielerführern/innen. Auch tragen Spielerführer/innen spezifische Charaktereigenschaften wie Durchsetzungsfähigkeit, Zuversichtlichkeit, Vertrauenswürdigkeit und Freundlichkeit mit sich, sind fürsorglich, organisiert und verantwortungsbewusst (Yukelson, Weinberg, Richardson, & Jackson, 1983; Glenn & Horn, 1993); des Weiteren: Spielerführer/innen werden von ihren Teamkollegen/innen gemocht und wertgeschätzt (Tropp & Landers, 1979). Studien hinsichtlich der Anzahl der Spielerführer/innen innerhalb einer Mannschaft ergaben, dass eine beträchtliche Zahl von Spielern/innen Führungsrollen übernehmen. Die Angaben des prozentualen Anteils reichen diesbezüglich von 56% (Fransen, Vanbeselaere, De Cuyper, Vande Broek, & Boen, 2014) bis 66% (Loughead & Hardy, 2005). Untersuchungen, die bezüglich des Zusammenhangs von Verhaltensweisen formeller bzw. informeller Spielerführer/innen und verschiedenen Konstrukten wie Zufriedenheit, intrinsische Motivation und dergleichen durchgeführt wurden, verzeichnen durchwegs einen positiven Zusammenhang; das heißt, mit der Verstärkung von Führungsverhaltensweisen innerhalb einer Mannschaft stieg ebenfalls der Grad an Zufriedenheit, intrinsischer Motivation, etc. an (Loughead, et. al., 2016).

2.5. Entwicklung der Modelle von Athlete Leadership

Gegenstand der beiden letzten Abschnitte des theoretischen Teils dieser Arbeit sind speziell die Funktionen von Athlete Leadership. Mit jeder dieser Funktionen ist ein Set von Aufgaben verbunden, die in den Kontext einer (Profi-)Sportmannschaft fallen. Die vorgestellten

Modelle zeigen auf, welche Funktionen der Athlete Leadership von den jeweiligen Wissenschaftlern/innen als existent und notwendig erachtet werden.

2.6. Von den Ohio-Studien zu Kogler-Hills dreidimensionalem Modell

Wie die Ausführungen über bisherige Forschungsergebnisse zum Spielerführertum verdeutlichen, sind die Rollen und positiv bewerteten Eigenschaften, die Spielerführern/innen abverlangt werden, vielfältig. Dementsprechend komplex gestaltet sich auch die Festlegung auf ein bestimmtes Repertoire an Funktionen, die Spielerführer/innen zu erfüllen haben. Zunächst steht nur einmal der Sinn von Führungsverhalten fest, der darin besteht, die Leistung eines Teams, eines Kollegiums oder einer größeren Organisation zu beeinflussen (Yukl, 2012).

Als Ausgangspunkt der Führungsmodelle gelten quantitative Studien über das Führungsverhalten, wie sie in den 1950er bis 1980er Jahren im vorwiegend englischsprachigen Raum durchgeführt wurden. Einer der wichtigsten Akteure der Leadership-Forschung der 1950er Jahre war ein Wissenschaftskreis um Fleishman, der in den sog. *Ohio State Leadership Studies* das Phänomen *Führung* erstmals anhand faktorenanalytischer Fragebögen untersuchte (Fleishman, 1953; Halpin & Winter, 1957). Hier lag der Schwerpunkt auf der Erforschung dessen, auf welche Weise Führungspersonen in unterschiedlichen Kontexten die Einstellung und die Leistung ihrer Untergeordneten beeinflussen (Fleishman 1953). Die Auswertung der Faktorenanalysen wies in den Ohio-Studien auf zwei unabhängige Dimensionen des Führungsverhaltens hin: zum einen auf die *Consideration,* welche im Deutschen durch den Begriff der *Mitarbeiterorientierung* oder *Beziehungsorientierung* wiedergegeben wird, zum anderen auf die sogenannte *Initiating structure,* welche man im Deutschen mit *Aufgabenorientierung* übersetzt.[3] Die beiden Metakategorien der *Aufgabenorientierung* und der *Mitarbeiterorientierung* galten damit als wissenschaftlich belegt, auch wenn die zur jeweiligen Metakategorie gehörenden spezifischen Verhaltensweisen in den Taxonomien paralleler Studien leicht voneinander abwichen (Yukl, 2012).

Mit der Aufgaben- und der sozialen Orientierung beschäftigte sich die damalige Führungsforschung mit zwei ausschlaggebenden Funktionen, welche jedoch ausschließlich für die internen Abläufe einer Organisation von Bedeutung sind. Die alleinige Beachtung

---

[3]   Neben *consideration* bzw. *initiating structure* entstanden im Englischen unterschiedliche Begriffe wie *production-centered and employee-centered leadership* (Likert, 1961), *instrumental and supportive leadership* (House, 1971) oder *performance and maintenance behavior* (Misumi & Peterson, 1985), welche aber nur andere Bezeichnungen für *Aufgaben-* bzw. *Mitarbeiterorientierung* darstellen (Yukl, 2012).

interner Führungsfunktionen wurde schließlich als Mangel der zweistufigen Modelle erkannt. Dieser Limitation trat Kogler-Hill (2001) entgegen, indem sie ein Modell etablierte, das eine zusätzliche dritte Dimension, nämlich die der *externen Führung*, vorsah.[4] Wie der Name bereits impliziert, wird mit der neu eingeführten dritten Dimension auch das externe Umfeld eines Kollektivs mitberücksichtigt. Für das Konstrukt des Spielerführertums spielt das eben vorgestellte dreidimensionale Modell insofern eine wichtige Rolle, als es durch Loughead et. al. (2006a; 2006b) vollständig an den Sportkontext angepasst wurde.

In Anlehnung an Loughead und Kollegen (2006b) sollen nun die Funktionen der Aufgaben-, der sozialen sowie der externalen Führung und ihre jeweils zugehörigen Verhaltensweisen näher erläutert werden.[5] Hierbei sei noch einmal erwähnt, dass jede Dimension zwar ein anderes primäres Ziel verfolgt, jedes dieser Ziele aber wiederum zur Gesamtleistung eines Teams beiträgt.

Wird einem Spielerführer/in vom Trainer/in oder seinen Teamkameraden/innen eine Aufgabenfunktion zugeschrieben, so beinhaltet dies, dass dieser/e Spielerführer/in seine Mitspieler dabei unterstützt, sich auf die Ziele des Teams zu fokussieren. Des Weiteren beinhaltet die Aufgabenfunktion, den Mannschaftsmitgliedern ihre jeweilige Verantwortung zuzuweisen, bei der Entscheidungsfindung zu helfen und auf deren Wunsch hin andere Teammitglieder anzuleiten. Zur Übernahme der sozialen Führungsfunktion zählt, dass der/die entsprechende Spieler/in zur Harmonie innerhalb der Mannschaft beiträgt; dass er sicherstellt, dass jedes Teammitglied in Mannschaftaktivitäten einbezogen wird, und dass er/sie sich darum kümmert, zwischenmenschliche Konflikte, die innerhalb des Teams entstehen können, zu lösen; schließlich bietet der/die Spielerführer/in als vertrauenswürdige Person anderen Spielern/innen seine/ihre grundsätzliche Unterstützung an. Im Falle der externalen Funktion wirbt der/die Spielerführer/in in der Öffentlichkeit für sein Team und steht bei Zusammenkünften mit Organisatoren für die Interessen seiner/ihrer Mannschaft ein.

---

4   Das Führungsmodell von Kogler-Hill sieht insgesamt vier Schritte vor, die die Führungskraft eines Teams bei der Lösungsfindung eines das Team betreffenden Problems leiten. Im ersten Schritt analysiert der Führende gedanklich die Situation, um anschließend entscheiden zu können, ob diese Situation einer Beratung oder anderweitig intervenierenden Handlung seinerseits bedarf. Im darauffolgenden Schritt wird der Frage nachgegangen, ob das Problem in den Bereich der internen oder der externen Führung fällt; hier verdeutlicht sich also, dass Kogler-Hills Modell die externale Führungsdimension miteinbezieht. Im Rahmen des dritten Schritts legt die Führungsperson fest, ob die Situation nach einer aufgabenbezogenen, einer sozialen oder einer die Umwelt der Gruppe betreffenden Intervention verlangt. Die gewählte Funktion richtet sich demzufolge nach der Art der Intervention. Schritt vier hält schließlich fest, dass die korrekte Ausführung der drei eben genannten Schritte durch Entwicklung und Beständigkeit zu einer großen Teamleistung führt (Northouse, 2007).

5   Loughead et. al. (2006 a) weisen jeder der drei Führungsfunktionen exakt vier Verhaltensweisen zu; eine ähnliche Beschreibung der drei Führungsfunktionen und den ihnen zugeordneten Verhaltensweisen erfolgt in Yukls „Hierarchical Taxonomy of Leadership Behaviors" (2012, p. 68 ff.).

Darüber hinaus versucht er/sie, die von außerhalb kommenden, benötigten Ressourcen sowie die notwendige Wertschätzung und Unterstützung für die Mannschaft sicherzustellen. Eine weitere Aufgabe im Bereich der externalen Funktion liegt für den/die Spielerführer/in schließlich darin, die Teammitglieder von Einwirkungen von Außerhalb, wie zum Beispiel Medien, Sponsorenverträge oder finanzielle Angelegenheiten, abzuschirmen.

Zusammenfassend lässt sich behaupten, dass jede dieser Funktionen bzw. Rollen mit einer Erwartung an den/die Spieler/in verbunden ist, die dieser/diese Spieler/in an der entsprechenden Position erfüllen soll. Und das Maß, in dem die Forderungen und Pflichten einer Funktion erfüllt werden, bedingt den persönlichen Beitrag eines/einer Spielers/in zur Mannschaftleistung (Paasch, 2015).

2.7. Change Leadership als vierte Dimension von Führung

„Nur wer bereit ist, alte und ausgetretene Pfade zu verlassen, wird sich verbessern. [...] Die Bewusstwerdung der eigenen Erfahrungen, Verhaltensmuster und Denkstrategien bieten dem Sportler die Möglichkeit zur Bewertung und Veränderung" (Sterr 2007, S. 8).

Den theoretischen Schwerpunkt dieser Arbeit bildet eine vierte Dimension: Es handelt sich dabei um die Funktion der *Change Leadership* (veränderungsbezogene Führung), die das eben vorgestellte dreidimensionale Modell zu einem vierdimensionalen Modell von Führung ausweitet. Die Untersuchung der Change-Leadership-Funktion ist für den Sportbereich deshalb von besonderer Relevanz, da diese bisher lediglich im Kontext von Organisationen untersucht wurde (Yukl, 2012). Dies meint: Während das Phänomen der Führung im Organisationskontext entlang der aufgabenbezogenen, der sozialen, der externalen sowie der veränderungsbezogenen Dimension beschrieben wurde, blieb die veränderungsbezogene Führung im Sport bis heute außer Acht. Für den Bereich des Sports stellt sich vor dem Hintergrund des vierdimensionalen Führungsmodells daher die grundsätzliche Frage, inwieweit die Komponente *Change Leadership* die Qualität der Führung steigert.[6] Den Abschluss der theoretischen Voraussetzungen bilden die Kennzeichen der veränderungsbezogenen Führung. Da die statistischen Ergebnisse aus Sicht der Trainer/innen ausgewertet werden, wird ebenfalls noch vor dem Methodenteil dieser Arbeit auf die Rolle des/der Trainers/in einer Sportmannschaft eingegangen.

---

[6] In der Forschung existiert ein weiteres, durch Fransen et. al. eingeführtes vierdimensionales Modell (2014). Dieses sieht anstelle der hier zu untersuchenden veränderungsbezogenen Führung eine sog. *motivationale Führung* vor. Auf die motivationale Führung als vierte Dimension wird in dieser Arbeit nicht näher eingegangen, da hier die Ansicht vertreten wird, dass Motivation bei jeder der bereits vorgestellten Dimensionen vorausgesetzt wird.

Eine zentrale Verhaltenstaxonomie von Führung stammt von Yukl (2012), der diese für den Bereich der Organisationspsychologie entworfen hat. Metakategorien, welche das Führungsverhalten zu Forschungszwecken sinnvoll untergliedern, müssen seiner Meinung nach beobachtbar, unterscheidbar, messbar und für unterschiedliche Führungsstile relevant sein. Yukls Taxonomie sieht eine veränderungsbezogene Verhaltensweise vor, wobei seine Kategorie zur Change Leadership wiederum vier Verhaltenskomponenten enthält. Die ersten beiden Komponenten beschreiben die Initiative, eine Veränderung vorzunehmen, und werden von Yukl mit den Items *Advocating change* sowie *Envisioning change* zusammengefasst. Die beiden anderen Komponenten benennt Yukl mit *Encouraging innovation* und *Facilitating collective learning* (2012, p. 68) und sollen die Handlungsweisen benennen, durch die die Umsetzung dringlicher Veränderungen erleichtert wird. In seinem Paper *Executive Leadership Behavior* (2012) nimmt Yukl denn auch eine detaillierte Beschreibung der einzelnen Führungsverhaltensweisen vor. *Advocating Change* verlangt, die Notwendigkeit einer angestrebten Veränderung zu begründen und zu erläutern. Insbesondere auch deshalb, weil die Veränderung bereits zu einem Zeitpunkt, an dem negative Entwicklungen noch nicht unmittelbar spürbar sind, angestoßen werden muss. Frühzeitige und schrittweise vorgenommene Initiativen helfen dabei, für Probleme zu sensibilisieren sowie Stresssituationen zu vermeiden. Da Veränderungen oftmals Unsicherheiten auslösen, muss der/die Teamführer/in in der Lage sein, den daraus entstehenden Widerstand gegen Veränderungen aufzulösen. Dies gelingt am Besten, wenn sich die Führungsperson im Vorfeld bereits mit den Problemen auseinandergesetzt hat, und dementsprechend Lösungswege aufzeigen kann. Bei allen eben genannten Punkten ist darauf zu achten, das gesamte Team miteinzubeziehen. Bei der Suche nach Lösungen gibt es durchaus Sinn, den Blick auch auf leistungsstarke Konkurrenz zu werfen. Des Weiteren müssen auch die negativen Seiten bei jeder Veränderung, wie zum Beispiel Kostensteigerungen, berücksichtigt werden.

Bei der zweiten Handlungskomponente – *Envisioning Change* – soll bereits das Ziel der Veränderung unter Zustimmung der Strategien und Initiativen anvisiert werden. Die Vision muss den Werten, Idealen und Bedürfnissen der Zielgruppe entsprechen, womit die Vision eine inspirierende und motivierende Wirkung entfaltet. Dabei sollte der Teamführer/in auf eine bildliche, metaphorische Sprache unbedingten Wert legen. Da eine ambitionierte und innovative Vision gewöhnlich Risiken birgt, werden die Mitglieder des Teams den vorgegebenen Weg eher akzeptieren, wenn es der Führungsperson gelingt, Vertrauen in den Erfolg der Veränderungen aufzubauen. Folglich darf eine Vision nicht auf falschen Annahmen oder etwaigem Wunschdenken basieren; denn riskante und unrealistische Visionen führen unweigerlich zu Leistungseinbrüchen.

Bei dem dritten Handlungsaspekt – *Encouraging Innovation* – soll seitens der Führungsperson das innovative Denken innerhalb des Teams gefördert und erleichtert werden. Die Führungsperson wird dazu auffordern, Probleme aus verschiedenen Perspektiven zu betrachten. Bei der Problemlösung gilt es, sich von bisherigen Vorgehensweisen zu verabschieden, und mit neuen Ideen zu experimentieren. Hier ist es durchaus hilfreich, innovative Ideen aus anderen Bereichen aufzugreifen und auf die eigene Problemlage zu übertragen. Ein von psychologischer Sicherheit und gegenseitigem Vertrauen gestärktes Arbeitsklima ermutigt die Mitglieder, neuartige Ideen vorzuschlagen und sich entsprechend einzubringen, was wiederum zu einer höheren Wertschätzung beiträgt. In der Regel werden Führungspersonen Möglichkeiten und Ressourcen bereitstellen, um die Veränderung erfolgreich durchführen zu können.

Bei der vierten veränderungsbezogenen Verhaltenskomponente handelt es sich um das kollektive Lernen, und wird von Yukl als *Facilitating Collective Learning* bezeichnet. Kollektives Lernen soll neues, relevantes Wissen erarbeiten, um die Leistung einer Gruppe zu verbessern. Hierbei kann der/die Teamführer/in verschiedene Strategien anwenden: Kollektives Lernen involviert einerseits die Verbesserung von bereits geläufigen Strategien und Arbeitsmethoden, andererseits geht es auch um die Erforschung und Aufdeckung von neuen Strategien und Arbeitsmethoden. Dazu können interne Aktivitäten, wie bspw. Forschungsprojekte oder Experimente angelegt, oder es können neue Erkenntnisse von externen Quellen übernommen werden. In diesem Zusammenhang sollte auch auf die Lernpraktiken Wert gelegt werden. So wird einem Team das Lernen erleichtert und besser verständlich gemacht, wenn beispielsweise der Lernprozess noch einmal nachgearbeitet wird. Ebenso spielt das Lernen aus Fehlern und Erfahrungen des Scheiterns keine unwesentliche Rolle, wobei in diesem Zusammenhang ein Klima der psychologischen Sicherheit herrschen sollte. Es gilt, die Ursachen von Fehlern zu identifizieren und analysieren, um eine Wiederholung derselben in Zukunft zu vermeiden. Die Führungsperson wird auch die Anwendung einer neuen Technologie anleiten und den Wissensaustausch innerhalb der Gruppe fördern. Dazu vermittelt die Führungsperson das nötige Verständnis hinsichtlich der Bestimmungsfaktoren, die eine Leistungsverbesserung erzielen. Insgesamt haben sich bei der strategischen Auswahl von Entscheidungen sog. *shared mental models* (*geteilte mentale Modelle*) bewährt.

2.8. Die Besonderheiten der Trainerrolle

Insbesondere im (Hoch-)leistungssport nehmen Trainer/innen eine Schlüsselstellung ein. Dies begründet sich einerseits dadurch, dass der/die Trainer/in eine hohe Machtposition inne hat, und er die Verantwortung für die Sportler/innen und deren (sportlicher) Entwicklung trägt. Andererseits ist der/die Trainer/in üblicherweise vielfältigen äußeren Erwartungen ausgesetzt, was dazu führt, dass sich die Arbeit des/der Trainers/in zumindest im (Hoch-)leistungssport primär nach dem kontinuierlichen sportlichen Erfolg ausrichtet. So kann der Fall eintreten, dass bei der Beurteilung eines Trainers/in der Erfolg derart im Vordergrund steht, dass seine berufliche Qualifikation, außergewöhnliches Wissen oder pädagogisch-psychologische Fähigkeiten relativ wenig zählen, ja sogar für seine Beurteilung irrelevant werden (Bette, 1984; Mayer, 2015).

Bette (1984) konstatiert drei Besonderheiten der Trainerrolle. Die erste dieser Beson-derheiten besteht in der Erfolgs- und Wettbewerbsorientierung im Hochleistungssport, wo-nach sich ein erfolgreicher/e Trainer/in durch die Erfolge seiner Athleten/innen auszeichnet; die Leistung des/der Sportlers/in bzw. die Leistung der Mannschaft wird so zum obersten Ziel der Führungsaufgabe. Damit befindet sich der/die Trainer/in in einer Situation, in der der Erfolg nur über andere, nämlich die Athleten/innen, erreicht werden kann. Bei der zwei-ten Besonderheit der Trainerrolle handelt es sich um die strukturell bedingte Öffentlichkeit des Rollenhandelns. Damit ist gemeint, dass Trainer/innen wie Athleten/innen aufgrund der Massenmedien einen hohen Bekanntheitsgrad in der Öffentlichkeit besitzen. Für den/die Trainer/in impliziert dies, dass seine/ihre Arbeit einer permanenten Überprüfung unterzogen wird, und dass (vermeintliche) Experten/innen und Laien sein Handeln kontinuierlich hinter-fragen. Je nach Sieg oder Niederlage wird die Trainerarbeit oftmals auf nur eine Kompo-nente, nämlich die des Erfolgs oder Misserfolgs, reduziert – und im Falle des Misserfolgs ist immer wieder festzustellen, dass die Öffentlichkeit allzu schnell eine Personalisierung eben jenes Misserfolgs vornimmt. Mit der dritten Besonderheit schließlich kommt die Fristigkeit des Rollenvollzugs ins Spiel. Danach steht der/die Trainer/in insofern unter permanentem Druck, als anhaltender Misserfolg seines/seiner/ihres/ihrer Athleten/in oder seines Teams die Konsequenz des Austauschs seiner Person zur Folge hat. Der/die Trainer/in wird schlichtweg durch einen anderen/e Trainer/in ersetzt, unabhängig davon, ob dieser Aus-tausch zwangsläufig ein Ende des Misserfolgs bedeutet.

3. Methodenteil

3.1. Vorgehensweise

Die vorliegende Stichprobe wurde als eine der zwei Teilstudien im Rahmen des Projekts „Spielerführung in Sportmannschaften" in Kooperation mit der Ludwigs-Maximilians-Universität München und der University of Windsor (Canada) mittels online Survey erhoben. Die Umfrage fand überwiegend im Süddeutschen Raum einerseits online, andererseits vor Ort in diversen Sportstätten von Vereinen und Sportmannschaften im Erhebungszeitraum von März bis Juni 2018 statt. Hierbei wurden deutsche Vereine und ihre Trainer/innen via E-Mail gebeten, ihre Einschätzungen bezüglich ihrer Mannschaft abzugeben, inwieweit die Führungsverhaltensbeschreibungen auf die jeweiligen Spieler/innen und Trainer/innen zutreffen. Somit stellt vorliegende Querschnittsstudie eine Sekundäranalyse dar, die mithilfe der bereits erhobenen Daten versucht, die aufgeworfenen Forschungsfragen zur veränderungsbezogenen Führung zu beantworten. Gerade in Hinblick auf Sekundäranalysen, im Rahmen derer keine eigenen Daten erhoben werden, erscheint eine Sondierung, Einschätzung und Überprüfung der vorhandenen Datenqualität von hoher Bedeutung und soll im Folgenden skizziert werden.

3.2. Validität und Reliabilität der Daten

Der Fokus dieser Arbeit – die veränderungsbezogene Führung – wirft zwangsläufig die Frage nach der Validität ihrer Messung auf. Das Konzept der vier Führungsdimensionen wurde ursprünglich im Kontext der Betriebswirtschaftslehre entwickelt, ihre Führungsdimensionen genau definiert und abgegrenzt (Yukl, 2012). An dieser Stelle stellt sich die Frage, inwieweit das Konzept auf die Sportwissenschaft umlegbar ist; zwar wurde eine empirische Überprüfung für den Sportbereich bis dato noch nicht durchgeführt, es bestehen jedoch Parallelen zwischen beiden Bereichen, die die Anwendung des Konzepts im Sportbereich nahelegen (Weinberg & McDermott, 2002). So handelt es sich bei beiden Feldern um kompetitive Umfelder mit kooperativer Tätigkeit innerhalb eines Teams. Gröbere Validitätseinbußen sind deshalb an dieser Stelle nicht zu erwarten.

Eine größere Herausforderung stellt hingegen die hohe Abbruchquote von 44,77% dar. Jene deutet darauf hin, dass der Fragebogen und die damit benötigte Zeit von Teilnehmern als zu umfangreich erachtet wurde. Da jedoch, um sinnvolle Daten zu erheben, jeder/e Spieler/in einzeln abgefragt werden musste, ließ sich der Umstand eines sehr umfangreichen Fragebogens auch nicht durch eine Kürzung dieses Fragebogens vermeiden. Will man nun quantitativ Daten zu diesem Themenkomplex erheben, müssen eine hohe Abbruchquote und die daraus resultierenden fehlenden Werte in Kauf genommen werden. Die Herausforderung liegt somit beim Auswertenden, eine mögliche Schweigeverzerrung zu erkennen und zu berichtigen. Insbesondere lässt sich mittels deskriptiver Statistik (siehe Anhang Tabelle 2) eine hohe Abbruchsrate in Hinblick auf jene Frage feststellen, die zum ersten Mal auf Spielereinzelbewertungen abzielt und somit hinsichtlich Teams mit großer Anzahl von Spieler/innen sehr umfangreich ausfällt – folgerichtig eine Beantwortung der Frage sehr zeitintensiv ist. Falls eine Schweigeverzerrung vorliegt, ist diese folglich abhängig von der Anzahl der Spieler/innen im Team. Je höher nämlich die Spieleranzahl des Teams, desto umfangreicher gestaltet sich der Fragebogen, und desto höher möglicherweise die Wahrscheinlichkeit eines Abbruchs. Wäre dies der Fall, so wären kleine Teams in der Stichprobe überrepräsentiert. Um eine etwaig vorhandene Schweigeverzerrung dieser Art zu erkennen, wurde eine Spearmen-Korrelation zwischen der Größe des Teams und des Umfangs der bereits beantworteten Fragen bis zum Zeitpunkt des Abbruchs berechnet. Wäre eine Schweigeverzerrung vorhanden, so wäre ein signifikant negativer Zusammenhang zu erwarten (Je größer das Team, desto früher der Abbruch). Mit einem Korrelationskoeffizienten von -0,12 und einem p-Wert von 0,160 ist jedoch kein signifikanter Zusammenhang feststellbar; eine maßgebliche Schweigeverzerrung abhängig von der Anzahl der Spieler/innen ist somit auszuschließen.

Darüber hinaus wurden die Daten auf potentiell fehlerhafte Eingaben und Kodierungen überprüft. Während vereinzelt Veränderungen in der Kodierung zu Auswertungszwecken vorgenommen wurden (siehe generelle Anmerkungen), konnten fehlerhafte Eingaben nicht festgestellt werden – ein Hinweis darauf, dass eine sorgfältige Datenaufbereitung als Teil der Ersterhebung durchgeführt wurde.

Auf Grund des hier Erörterten, kann die Validität und Reliabilität der Daten angenommen werden.

3.3. Generelle Anmerkungen zur Auswertung

Im Zuge der Auswertung wurde zur Datenaufbereitung das Statistikprogramm *SPSS* und für die Berechnung der Hypothesen das Statistikpackage *R* verwendet. Des Weiteren wurden im Rahmen der Datenaufbereitung Werte neu kodiert sowie undefinierte Kategorien wie beispielsweise „größer oder kleiner als" als fehlende Werte eingetragen, um die Intervallskalierung einzelner Variablen nicht unnötig zu verzerren. Um aussagekräftige Werte pro

Team zu errechnen, wurden im darauffolgenden Schritt die durchschnittlichen Changewerte pro Team errechnet. Diese bilden die grundlegende Datenbasis zur Beantwortung der Hypothesen. Größere Variablentransformationen waren weder notwendig, noch wurden diese vorgenommen. Um eine einheitliche Präsentation der Resultate darzubieten, wurden mit Ausnahme der p-Werte alle statistischen Ergebnisse auf die zweite Stelle hinter dem Komma gerundet.

3.4. Beschreibung der Stichprobe

Im Zuge der Erhebung konnte eine ursprüngliche Fallzahl von n=178 Trainer erreicht werden. Um die Seriosität der Beantwortung sicher zu stellen, blieben bei der Auswertung jene Trainer/innen unberücksichtigt, die eine Beantwortungsdauer von über 2 Stunden benötigten. Anhand der vorliegenden Fälle lässt sich die Grundgesamtheit der Stichprobe sowie die Stichprobe selbst skizzieren; so umfasst die Grundgesamtheit die Trainer/innen von deutschen Sportvereinen der Sportarten Basketball, Volleyball, Eishockey, Handball und Feldhockey die an einer offiziellen Liga teilnehmen, und zwar unabhängig des Geschlechts. Um einen Einblick in die Stichprobe zu erlangen, erfolgt im Anschluss eine detaillierte Beschreibung der Verteilung wichtiger Merkmale der Stichprobe.

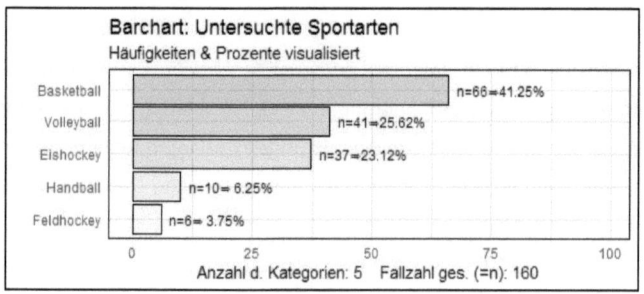

Abbildung 1: Häufigkeiten der untersuchten Sportarten

Wie die erste Graphik (Abbildung 1) veranschaulicht, wurden vorwiegend Basketball-, Volleyball-, und Eishockeyteams, sowie in weit kleinerem Maße Handball- bzw. Feldhockeymannschaften befragt. Auffällig hierbei ist, dass trotz einer geringen Anzahl von Eislaufhallen und einer vergleichsweisen hohen Anzahl von Turnhallen Eishockeyteams eine relativ hohe bzw. Handball eine relativ geringe Rücklaufquote aufweisen. Worauf diese Schweigeverzerrung zurückzuführen ist, ist leider sehr schwierig zu ermitteln.

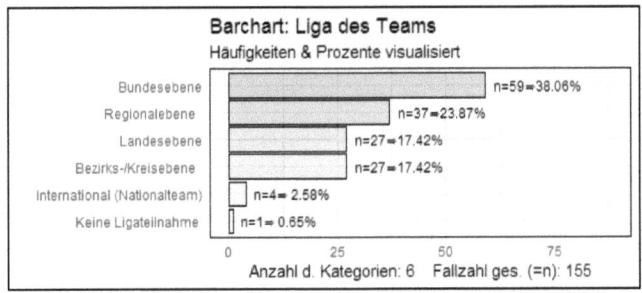

Abbildung 2: Häufigkeiten nach Liga des Teams

Anhand der zweiten Graphik (Abbildung 2) wird ersichtlich, dass von den möglichen sechs Leistungsniveaus die Bundesebene mit einer Fallzahl von n=59 den weitaus größten Teil ausmacht. Abgesehen von der Landes- und Bezirksebene, die mit n=27 gleich liegen, geht die Fallzahl dann mit absteigender Leistungsebene zurück. Umso höher das Leistungsniveau, desto höher scheint das Interesse an Studienergebnissen zur Führungsqualität als eine Komponente der Leistungssteigerung ausgeprägt zu sein. Eine Ausnahme bilden hier die Nationalteams, was wohl zum einen daran liegt, dass pro Sportart nur ein jeweiliges Nationalteam existiert, zum anderen an der schwierigeren Erreichbarkeit der Trainer/in von Nationalteams, bedingt etwa durch deren berufsbedingte erhöhte Reisetätigkeit.

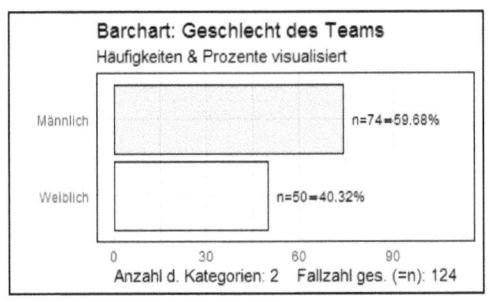

Abbildung 3: Häufigkeiten der Teams nach Geschlecht

Die dritte Graphik (Abbildung 3) zeigt die Verteilung der Teams auf beide Geschlechter. Von insgesamt 124 Teams sind 74 Männermannschaften sowie 50 Frauenmannschaften erhoben worden. Die höhere Anzahl an Männermannschaften ist repräsentativ dafür, dass es vor allem auf Bundesebene, die in der Studie die größte Anzahl der Befragten ausmacht, mehr Männer- als Frauenteams gibt. So weist die Tabelle der Basketball-Bundesliga für die Saison 2018 18 Männerteams, aber nur 12 Frauenteams auf (Sport.de, 2018a). Während es bei der Sportart Volleyball mit jeweils 12 Mannschaften gleichviele Männer- wie Frauen-mannschaften gibt (Volleyball-bundesliga.de, 2018), sind es bei der Sportart Eishockey 14 Männermannschaften, aber nur 8 Frauenteams (Deb-online.de, 2018). Auch beim Handball zählt die Tabelle bei den Männern 18 Bundesligisten, aber nur 14 bei den Frauen (Dkb-handball-bundesliga.de, 2018). Beim Feldhockey schließlich liegt die Anzahl für beide Ge-schlechter bei 12 Teams (Sport.de, 2018b). Im Lichte dieser Ergebnisse erscheint der Über-hang von Männermannschaften innerhalb der Stichprobe als plausibel und entspricht dem Naturell der Grundgesamtheit.

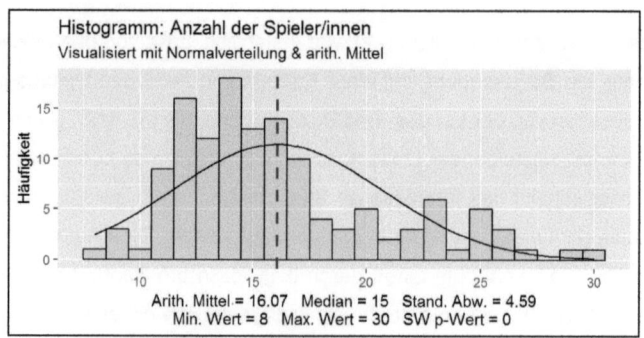

Abbildung 4: Verteilung der Anzahl von Spieler/innen pro Team

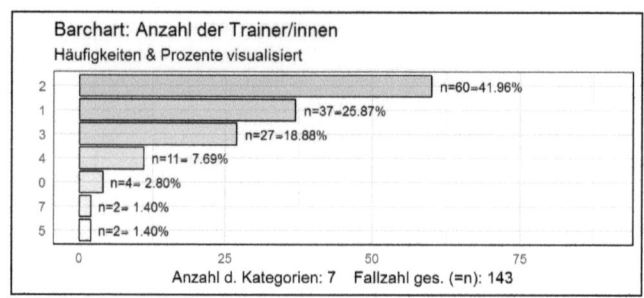

Abbildung 5: Verteilung der Anzahl der Trainer/innen pro Team

Die 4. und die 5. Abbildung schließlich veranschaulichen die durchschnittliche Anzahl der Spieler/innen pro Mannschaft (Abbildung 4) sowie die Anzahl der Trainer/innen pro Team (Abbildung 5). Wie Abbildung 4 zeigt, betrug die Anzahl der Spieler/innen pro Mannschaft im Schnitt 16.07 Personen. Was die Anzahl der Trainer/innen betrifft, verfügten 41,96% aller Teams über 2 Trainer/innen, gefolgt von 25,87% der Teams mit nur einem/r Trainer/in. Das häufige Vorhandensein von zwei Trainern lässt sich mit der typischen Struktur Trainer/in-

Cotrainer/in erklären. Während immerhin noch 26,57% der Teams 3 oder 4 Trainer/innen aufweisen, verfügt eine kleinere Anzahl an Teams kein/e, 7 bzw. 5 Trainer/innen zur Verfügung. In Hinblick auf die vertretenen Ligen und die damit einhergehenden begrenzten Ressourcen, erscheint die grundsätzlich geringe Anzahl der Trainer/innenstruktur durchaus plausibel.

Im Lichte der Stichprobenbeschreibung sind Schweigeverzerrungen je nach vertretener Liga sowie je nach erhobener Sportart möglich. Hieraus kann jedoch nicht geschlossen werden, dass die in dieser Arbeit erbrachten Ergebnisse in relevantem Ausmaß verzerrt würden. Eine Überprüfung möglicher Schweigeverzerrungen aber ist in zukünftigen Studien anzudenken; nichtsdestotrotz erscheint die allgemeine Datenlage – sei es das Geschlecht, die Anzahl der Spieler/innen oder die Anzahl der Trainer/innen – durchaus plausibel. Dieser Umstand erlaubt es, im Nachstehenden folgende Hypothesen mit Hilfe von inferenzstatistischen Methoden zu beantworten.

4. Ergebnisse zur forschungsleitendenden Frage

Basierend auf dem bisher Erörterten stellt sich nun die Frage ob die aus der Sicht der Trainer/innen durchschnittlich wahrgenommene veränderungsbezogene Führung Einfluss auf die durchschnittlich perzipierte Führungsqualität aufweist. Im Folgenden werden nun die formal geprüfte Hypothese, das statistische Modell und die daraus gewonnen Ergebnisse konzise vorgestellt.

4.1. Hypothese 1

Die durchschnittlich wahrgenommene veränderungsbezogene Führungskompetenz eines Teams steigert die durchschnittliche perzipierte Führungskompetenz desselben.

Lineare multivariate Regression mit OLS Schätzer

Abhängige Variable:	Führungsqualität		F 3;14 = 41.62 p-Wert = 0.000 Adjusted R² = 0.8776	
	Koeffizienten	Std. Error	t-value	Pr(>|t|)
Konstante	0.32	0.60	0.54	0.596
Veränderungsbez. Führung	0.71	0.07	9.77	0.000***
Geschlecht des Teams	0.32	0.18	1.74	0.104
Höhe der Liga	0.18	0.10	1.72	0.108
Signifikanz Codes: 0 '***' 0.001 '**' 0.01 '*' 0.05				

Tabelle 1: Der Einfluss der veränderungsbezogenen Führung auf die Führungsqualität

Überprüfung der Voraussetzungen

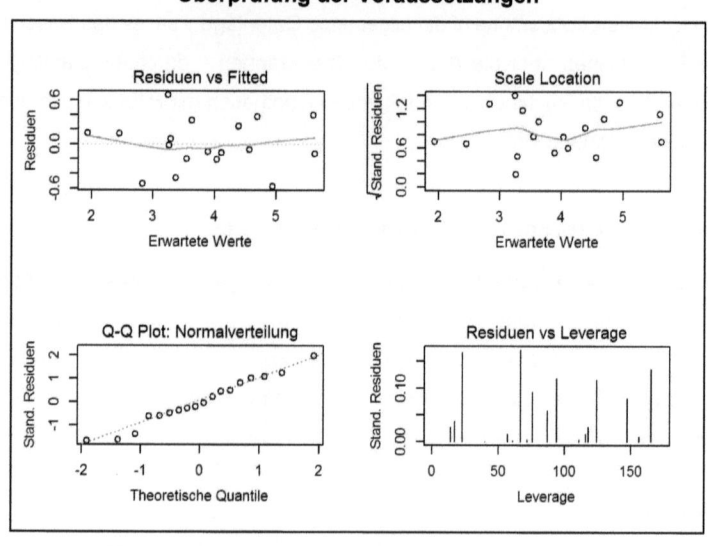

Abbildung 6: Voraussetzungen der linearen multivariaten Regression

Um zu untersuchen, ob bzw. inwieweit die wahrgenommene veränderungsbezogene Verhaltenskomponente die perzipierte Qualität der Spielerführung beeinflusst, wurde eine multivariate lineare Regression durchgeführt (Tabelle 1). Im Zuge einer graphischen Überprüfung haben sich weitestgehend Normalverteilung der Residuen, Homoskedastizität und das Fehlen von einflussreichen Ausreißern bestätigt (Abbildung 6). Um mögliche Effekte des Geschlechts und der Liga zu kontrollieren, wurden beide Variablen als Kovariaten im Modell der linearen Regression mitberücksichtigt. Mit einem p-Wert von 0.000 ($F_{3;14}$ = 41.62) ergibt sich ein hochsignifikantes Gesamtmodell mit einer sehr hohen Varianzaufklärungsrate von 0.88 (= Adjusted R^2). Dies lässt darauf schließen, dass ein wesentlicher Teil der durchschnittlichen Führungskompetenz durch das Modell vorhersagbar ist. Im Zuge der Interpretation der einzelnen Regressionskoeffizienten wird deutlich, dass die durchschnittlichen wahrgenommen veränderungsbezogene Führung eines Teams einen Effekt auf die perzipierte Führungskompetenz haben. Mit einem p-Wert von 0.000 bei einem Regressionskoeffizienten von 0.71 lässt sich ein hoch signifikanter positiver Einfluss der wahrgenommenen veränderungsbezogenen Führung eines Teams auf die perzipierte Führungskompetenz nachweisen. Mit steigender wahrgenommener veränderungsbezogener Führung steigt auch die perzipierte Führungskompetenz des Teams. Mögliche Einflüsse der Liga und des Geschlechts wurden zwar herausgerechnet, jedoch nicht als Einflussfaktor bestätigt.

5. Ergebnisse zur explorativen Forschungsfrage 2

Die Ergebnisse der vorausgegangenen Analyse werfen zwangsläufig die Frage auf, inwiefern die wahrgenommene personenbezogene Führung aus der Sicht der Trainer/innen durch Umstände, in denen ein Verein/Team agiert, begünstigt oder herabgesetzt werden. Im Folgenden sollen deshalb mögliche Effekte, die durch das Geschlecht eines Teams, der Höhe der Liga eines Teams oder der Sportart selbst entstehen, auf die wahrgenommene personenbezogene Führung abgeklärt werden.

5.1. Hypothese 2

Es besteht ein signifikanter Unterschied zwischen beiden Geschlechtern hinsichtlich der durchschnittlich wahrgenommenen veränderungsbezogenen Führungskompetenz.

Überprüfung der Voraussetzung

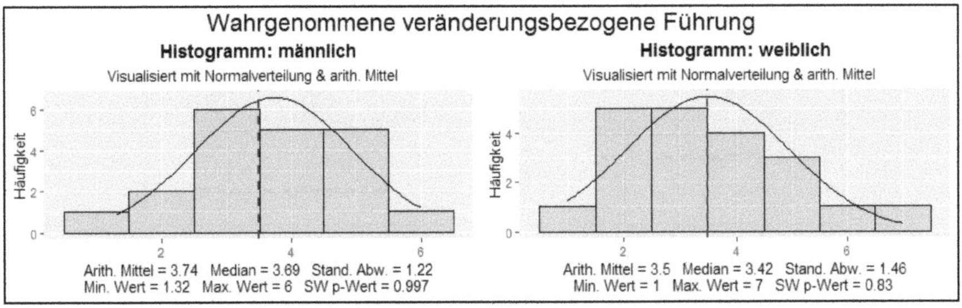

Abbildung 7: Veränderungsbezogene Führung nach Geschlecht des Teams

Um potentielle Unterschiede zwischen den Geschlechtern hinsichtlich der wahrgenommenen veränderungsbezogenen Führung zu analysieren, wurde ein t-Test durchgeführt. Nach eingehender Überprüfung der Grundannahmen des t-Tests konnte keine Verletzung seiner Voraussetzungen gefunden werden: Einerseits bestätigt der Shapiro-Wilk-Test mit einem p-Wert von 0.997 die Annahme der Normalverteilung für Männer sowie mit einem p-Wert von 0.83 jener der Frauen (siehe Abbildung 7), andererseits bestätigt der Levene-Test mit einem p-Wert von 0.614 die Varianzgleichheit beider Geschlechtergruppen. Damit sind im Rahmen des t-Tests reliable, unverzerrte Ergebnisse anzunehmen. Im Zuge des t-Tests wurde für die Kategorie *weiblich* ein Mittelwert der wahrgenommen veränderungsbezogenen Führung von 3.50, und für die Kategorie *männlich* ein Mittelwert von 3.74 errechnet. Mit einem p-Wert von 0.577 ist der Unterschied beider Kategorien jedoch nicht statistisch signifikant; ein Unterschied in wahrgenommener veränderungsbezogener Führung zwischen den Geschlechtern kann folglich nicht nachgewiesen werden.

5.2. Hypothese 3

Es besteht ein Zusammenhang zwischen der durchschnittlich wahrgenommenen veränderungsbezogenen Führungskompetenz eines Teams und Höhe der Liga.

Überprüfung der Voraussetzung

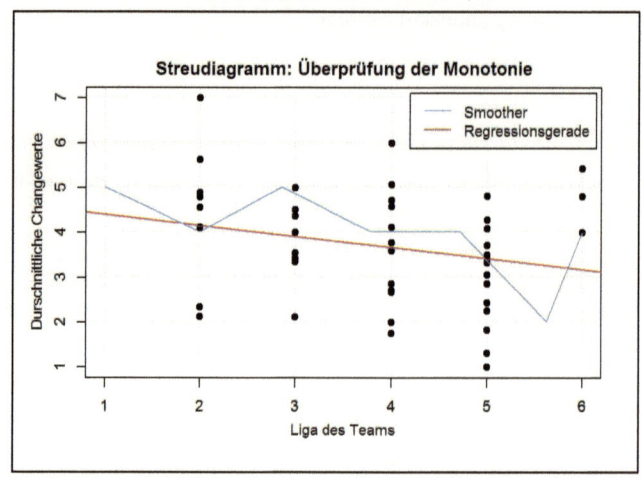

Abbildung 8: Korrelation der Liga des Teams & der veränderungsbezogenen Führung

Um dem Naturell der ordinalen Variable "Liga des Teams" auch im Zuge einer Korrelation zu entsprechen, wurde anstelle der konventionellen Pearson-Korrelation die Spearman-Korrelation verwendet, da diese keine Normalverteilung der Variablen voraussetzt. Dennoch gilt es die Grundannahme der Monotonie, wie sie die Spearman-Korrelation voraussetzt, zu überprüfen. Wie anhand der Abbildung 8 ersichtlich wird, ist keine Verletzung der Monotonie zu erkennen; eine Interpretation der Korrelation ist daher sinnvoll. Im Zuge der Auswertung ergibt sich ein Korrelationskoeffizient von -0.23 mit einem p-Wert von 0.117. Folgerichtig kann zwischen der wahrgenommen veränderungsbezogenen Führung eines Teams und der Höhe der Liga kein statistisch signifikanter Zusammenhang nachgewiesen werden.

5.3. Hypothese 4

Es besteht ein signifikanter Unterschied zwischen Sportarten hinsichtlich der durchschnittlich wahrgenommenen veränderungsbezogenen Führungskompetenz.

Überprüfung der Voraussetzungen:

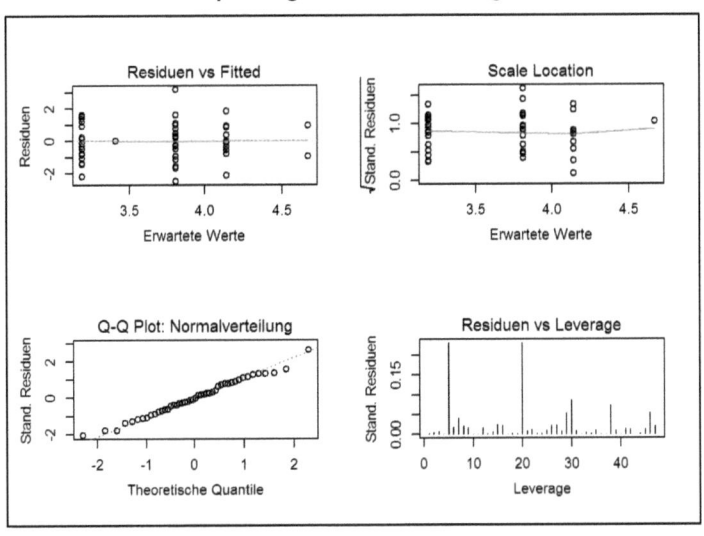

Abbildung 9: Voraussetzungen der ANOVA

Um mögliche Unterschiede zwischen den einzelnen interaktiven Mannschaftssportarten bezüglich der wahrgenommenen veränderungsbezogenen Führung zu analysieren, wurde eine einfaktorielle ANOVA durchgeführt. Nach eingehender Überprüfung der Grundannahmen konnte keine Verletzung deren Voraussetzungen gefunden werden. Anhand einer graphischen Überprüfung haben sich Normalverteilung der Residuen, Homoskedastizität sowie das Fehlen von einflussreichen Ausreißern bestätigt (siehe Abbildung 9). Reliable, unverzerrte Ergebnisse sind daher im Rahmen der ANOVA anzunehmen. Da das Ergebnis der

Berechnungen jedoch einen p-Wert von 0.265 ergibt, lassen sich keine statistisch signifikanten Unterschiede zwischen den Sportarten hinsichtlich der wahrgenommenen veränderungsbezogenen Führung nachweisen.

6. Beantwortung der Forschungsfragen und Diskussion der Ergebnisse

Im Rahmen der ersten Forschungsfrage sollte beantwortet werden, ob die veränderungsbezogene Führung aus Sicht der Trainer/innen einen Einfluss auf die Führungsqualität ausübt. Im Zuge der Auswertung lässt sich ein statistisch signifikanter Einfluss der wahrgenommenen veränderungsbezogenen Führung auf die perzipierte Führungskompetenz nachweisen, wobei sich die wahrgenommene veränderungsbezogene Führung als ein äußerst relevanter Faktor in der Vorhersage von perzipierter Führungskompetenz bestätigt hat. Da sich die perzipierte Führungskompetenz im Team durch eine bessere Selektion der Spieler mit Augenmerk auf die wahrgenommene veränderungsbezogene Führung verbessern lässt, sollte dieser Aspekt bei jedem Auswahlprozess von Spieler/innen Berücksichtigung finden. Als mögliche Ursachen für eine gesteigerte wahrgenommene Führungsqualität könnten beispielweise eine positive Vision, die Bereitschaft Neuerungen anzunehmen sowie Lernbereitschaft des Teams angenommen und durch weitere Studien abgeklärt werden. Die erste Forschungsfrage lässt sich somit wie folgt beantworten: Die wahrgenommene veränderungsbezogene Führung hat Einfluss auf die perzipierte Führungskompetenz.

Jener empirische Nachweis wirft jedoch auch die Frage auf, inwiefern Rahmenbedingungen und Umstände eines Teams die wahrgenommene veränderungsbezogene Führungskompetenz aus Sicht der Trainer/innen steigern bzw. herabsetzen. Folglich wurden die Faktoren Geschlecht, Liga des Teams und Sportart auf die wahrgenommene veränderungsbezogene Führung abgeklärt.

Im Zuge der Auswertung konnten keine statistisch signifikanten Unterschiede zwischen männlichen und weiblichen Teams hinsichtlich der durchschnittlich wahrgenommenen veränderungsbezogenen Führung festgestellt werden. Die Ergebnisse deuten darauf hin, dass das Geschlecht per se keinen zentralen Faktor in Bezug auf veränderungsbezogene Führung darstellt. Eine mögliche Erklärung hierfür könnte sein, dass zwischen angewandten Führungsmethoden beider Geschlechter keine ausschlaggebenden Unterschiede festzustellen sind. Es ist anzunehmen, dass sowohl bei weiblichen als auch bei männlichen Mannschaften das Erfolgsziel im Mittelpunkt steht und mit gleichen Mitteln angestrebt wird.

Des Weiteren ließ sich auch zwischen der Höhe der Liga und der wahrgenommenen veränderungsbezogenen Führung kein Zusammenhang feststellen. Dieser fehlende Zusammenhang ließe sich damit begründen, dass die wahrgenommene veränderungsbezogene Führung unabhängig von der Höhe der Liga die gleiche Wichtigkeit einnimmt: Es wird in jeder Liga das Ziel verfolgt, mit der Mannschaft aufzusteigen oder sich in der bereits erreichten Liga zu stabilisieren. Die Verhaltensweise *Change* käme somit unabhängig von der Höhe der Liga zum Tragen.

In gleicher Weise haben sich etwaige Unterschiede hinsichtlich der wahrgenommenen veränderungsbezogenen Führung zwischen den Sportarten nicht bestätigt. Im Umkehrschluss wären gravierende Unterschiede zwischen den Sportarten zu hinterfragen gewesen, da für einzelne Sportarten jeweils von dem gleichen Ziel – nämlich das des Erfolgs – auszugehen ist.

Angesichts dieser Ergebnisse lässt sich nunmehr die Forschungsfrage beantworten, ob die Umstände und die Rahmenbedingungen eines Teams, also das Geschlecht, die Höhe der Liga oder die entsprechende Sportart die wahrgenommene veränderungsbezogene Führung aus Sicht der Trainer /innen begünstigen. Anhand der erbrachten Ergebnisse konnten keine Hinweise entdeckt werden, die diese Annahme stützen würden. Da folglich eine Optimierung von veränderungsbezogener Führung nicht durch Veränderungen der Rahmenbedingungen oder Umständen erreicht werden kann, sollte das Hauptaugenmerk deshalb in anderen Bereichen liegen. Eine Handlungsempfehlung wäre daher, die einzelnen Komponenten der veränderungsbezogenen Führung grundsätzlich unabhängig von den jeweiligen Rahmenbedingungen zu schulen.

Die statistischen Auswertungen dieser Arbeit legen nahe, dass durch wahrgenommene veränderungsbezogene Führung eine Qualitätserhöhung der perzipierten Führung im Sport erzielt werden kann. Folglich sollte der Komponente der wahrgenommenen veränderungsbezogenen Führung ein berechtigter Platz in Führungsmodellen nicht nur innerhalb des betriebswirtschaftlichen Organisationskontexts, sondern auch im Bereich des Sports eingeräumt werden.

6.1. Limitationen der Arbeit und Ausblick

Was die Einordnung der vorstehenden Ergebnisse in den Forschungskontext anbelangt, kann kein Vergleich mit empirischen Studien vorgenommen werden, da bis heute die Komponente der veränderungsbezogenen Führung aus Sicht der Trainer/innen im Sport nicht statistisch untersucht und ausgewertet wurde. Daher ergibt sich ein komplett neues Feld, welches durch zukünftige Forschung bearbeitet werden sollte. Im Folgenden werden die Limitationen der vorliegenden Arbeit genauer beleuchtet, um zukünftigen Studien zu ermöglichen, an den empirischen Erkenntnisstand anzuschließen.

Wie jedes Forschungsdesign weißt auch das Konzept der vorliegenden Arbeit Vor- und Nachteile auf, die man sich bewusst machen sollte. Ein wesentlicher Bestandteil von Umfragen und damit auch jener der vorliegenden Arbeit ist die Erhebung subjektiver Wahrnehmung der Trainer/innen; es stellt sich somit die Frage, inwiefern sich die durch veränderungsbezogene Führung herbeigeführte wahrgenommene Führungsqualität auch in guten Spiel- und Sportergebnissen manifestiert. Ein Vergleich der bisherig erbrachten Ergebnisse mit Spielausgängen und Spielerleistungen könnte im Rahmen zukünftiger Studien Sicherheit schaffen und wäre damit die logische Ergänzung zur vorliegenden Arbeit. Eine weitere Verbesserungsmöglichkeit der vorliegenden Arbeit wäre eine Überprüfung der Stichprobe hinsichtlich vereinsspezifischer Merkmale. Da jedoch bis dato Referenzwerte von vereinsspezifischen Merkmalen in Deutschland im Detail noch nicht erhoben wurden, konnte die Repräsentativität der Vereine für das Vereinswesen in Gesamtdeutschland weitestgehend nicht überprüft werden. Auch wenn keine Anzeichen für eine mangelnde Repräsentativität vorliegen (siehe Stichprobenbeschreibung), könnte mittels vereinsspezifischer Charakteristika eine nochmalige post-hoc Repräsentativitätskontrolle durchgeführt werden.

Abseits etwaiger Limitationen wirft die Arbeit und ihre Ergebnisse zwangsläufig neue Forschungsfragen auf, deren Beantwortung den Rahmen dieser Arbeit sprengen würde. Angesichts des in dieser Arbeit erbrachten Nachweises, dass wahrgenommene veränderungsbezogene Führungskompetenz die perzipierte Führungskompetenz des Teams steigert, stellt sich folglich auch die Frage, inwieweit das Zusammenwirken der vier Führungsverhaltensweisen (Aufgaben-, Mitarbeiter-, Außen- sowie veränderungsbezogene Orientierung) sich gegenseitig begünstigen, und dadurch ein Synergieeffekt erzielt werden kann. Eine weitere zukünftige Forschungsarbeit könnte die Gewichtung der einzelnen Führungsverhaltensweisen im Sportkontext optimieren, um bestmögliche sportliche Ergebnisse zu erzielen.

7. Literaturverzeichnis

Bette, K.-H. (1984). *Die Trainerrolle im Hochleistungssport. System- und rollentheoretische Überlegungen zur Sozialfigur des Trainers.* Sankt Augustin: Richarz.

Deb-online.de (2018). Ligen: Frauen Bundesliga. Zugriff am 06. Oktober 2018 unter http://www.deb-online.de/ligen/frauen-buli/

Dkb-handball-bundesliga. de (2018). Gesamttabelle. Zugriff am 06. Oktober 2018 unter https://www.dkb-handball-bundesliga.de/de/dkb-hbl/tabelle/saisonen/tabelle/ saison-17-18/gesamt-tabelle/

Eys, M. A., Loughead, T. M. & Hardy, J. (2006b). Athlete leadership dispersion and satisfaction in interactive sport teams. *Psychology of Sport and Exercise, 8* (3), 281-296.

Fleishman, E. A. (1953). The description of supervisory behavior. *Personnel Psychology, 37,* 1-6.

Fransen, K., Vanbeselaere, N., De Cuyper, B., Vande Broek, G. & Boen, F. (2014). The myth of the team captain as principal leader: Extending the athlete leadership classification within sport teams. *Journal of Sport Sciences, 32,* 1389-1397.

Glenn, S. D. & Horn, T. S. (1993). Psychological and personal predictions of leadership behavior in female soccer athletes. *Journal of Applied Sport Psychology, 5,* 17-34.

Halpin, A. W. & Winer, B. J. (1957). A factorial study of the leader behavior descriptions. In R. M. Stogdill & A. E. Coons (Eds.), *Leader Behavior: Its description and Measurement* (p. 39-51). Columbus, Ohio: Bureau of Business Research, Ohio State University.

House, R. J. (1971). A path-goal theory of leader effectiveness. www.dtic.mil/dtic/tr/fulltext/ u2/a009513.pdf (letzter Zugriff am 20.08.2018)

Katzenbach, J. R. & Smith, D. K. (2003). *Teams. Der Schlüssel zur Hochleistungsorganisation.* Frankfurt: Redline Wirtschaft.

Likert, R. (1961). *New patterns of management.* New York: McGraw-Hill.

Loughead, T. M. & Hardy, J. (2005). An Examination of coach and peer leader behaviors in sport. *Psychology of Sport and Exercise, 6,* 303-312.

Loughead, T. M., Hardy, J. & Eys, M. A. (2006a). The Nature of Athlete Leadership. *Journal of Sport Behavior, 29* (2), 142-158.

Loughead, T. M., Fransen, K., Van Puyenbroeck, S., Hoffmann, M. D., De Cuyper, B., Vanbeselaere, N. & Boen, F. (2016). An examination of the Relationship between Athlete Leadership and Cohesion using Social Network Analysis. *Journal of Sports Sciences, 34* (21), 2063-2073.

Loughead, T. M. (2017). Athlet Leadership: A Review of the Theoretical, Measurement, and Empirical Literature. *Current Opinion in Psychology, 16,* 58-61.

Mayer, J. (2015). *Führung im Spitzensport. Von Strategien erfolgreicher Trainer profitieren.* Berlin, Heidelberg: Springer-Gabler.

McDermott, M., Weinberg, R. (2002). A Comparative Analysis of Sport and Business Organizations: Factors Perceived Critical for Organizational Success. *Journal of Applied Sport Psychology, 14* (4), 282-298.

Misumi, J. & Peterson, M. F. (1985). The performance-maintenance (PM) theory of leadership: Review of a Japanese research program. *Administrative Science Quarterly, 30* (2), 198-223.

Northouse, P. G. (2007). *Leadership Theory and Practice.* Thousand Oaks, Calif.: Sage Publications.

Paasch, R. (2015). Führung und Teamentwicklung im Fußball. http://www.die-sportpsychologen.de/2015/06/19/dr-rene-paasch-fuehrung-und-teamentwicklung-im-fussball/ (letzter Zugriff am 20.08.2018).

Sport.de (2018a). Ergebnisse & Tabelle. Zugriff am 04. Oktober 2018 unter https://www.sport.de/basketball/deutschland-bbl/ergebnisse-und-tabelle/

Sport.de (2018b). Ergebnisse & Tabelle. Zugriff am 06. Oktober 2018 unter https://www.sport.de/feldhockey/deutschland-dhb-bundesliga/ergebnisse-und-tabelle/

Sterr, C. (2007). *Mentaltraining im Sport* (2. Aufl.). Hamburg: Spomedis.

Tropp, K. J. & Landers, D. M. (1979). Team interaction and the emergence of leadership and interpersonal attraction in field hockey. *Journal of Sport Psychology, 1,* 228-240.

Volleyball-Bundesliga.de (2018). Kreuztabelle 1. Bundesliga Frauen. Zugriff am 06. Oktober 2018 unter https://www.volleyball-bundesliga.de/cms/home/1blf/1blf_scoresstats/1blf_tabelle/1blf_kreuztabelle.xhtml

Yukelson, D., Weinberg, R., Richardson, P. & Jackson, A. (1983). Interpersonal attraction and leadership within collegiate sport teams. *Journal of Sport Behavior, 6,* 28-36.

Yukl, G. (2012). Effective Leadership Behavior. What We Know And What Questions Need More Attention. *Academy of Management Executive, 26* (4), 66-85.

8. Anhang

Beantwortungsfortschritt (%) bis Abbruch

Fortschritt (%)	Häufigkeit	%	Kumulierte %
3,00	11	6,40	6,40
5,00	1	0,60	7,00
10,00	5	2,90	9,90
15,00	1	0,60	10,50
22,00	10	5,80	16,30
23,00	1	0,60	16,90
29,00	4	2,30	19,20
32,00	1	0,60	19,80
33,00	27	15,70	35,50
37,00	1	0,60	36,00
49,00	1	0,60	36,60
54,00	2	1,20	37,80
58,00	1	0,60	38,40
62,00	2	1,20	39,50
66,00	3	1,70	41,30
77,00	1	0,60	41,90
81,00	1	0,60	42,40
85,00	1	0,60	43,00
89,00	1	0,60	43,60
92,00	2	1,20	44,80
100,00	95	55,20	100,0
Gesamt	172	100,0	

Tabelle 2: Beantwortungsfortschritt (%) des/der Teilnehmers/in bis zum Abbruch

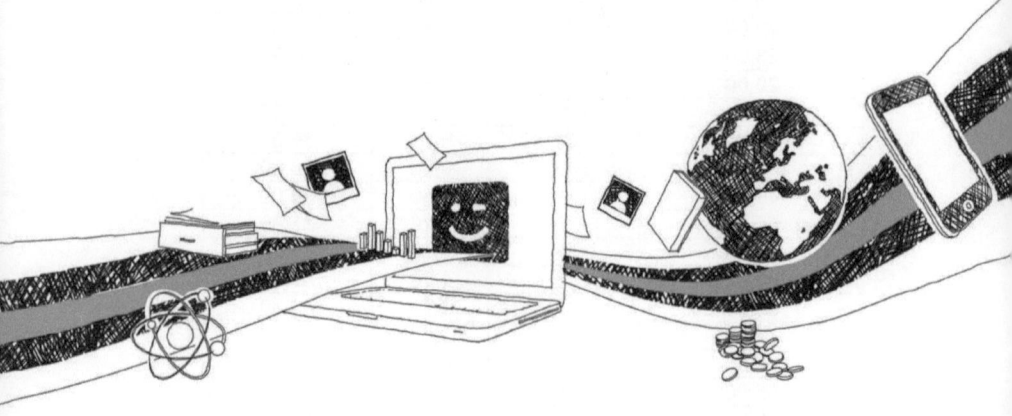
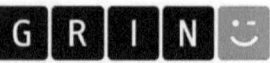